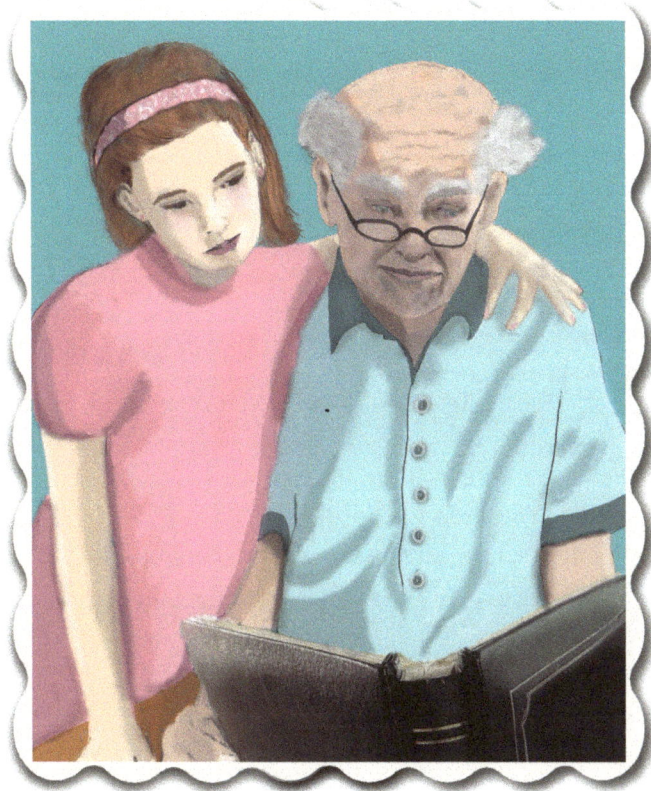

Grand-père a la maladie d'Alzheimer

❧

Isabelle Schnadig

Grand-père a la maladie d'Alzheimer, published mai, 2023
Edition et Relecture: Marie Delisle, Caroline Floccia et Marie Floccia
Maquettiste: Howard Johnson
Illustrations: Isabelle Schnadig
Photo: Avec l'aimable autorisation et droit d'auteur d'Isabelle Schnadig.

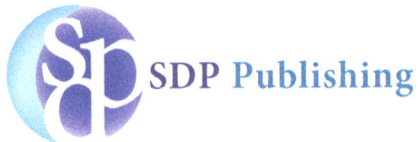

SDP Publishing

Publication SDP

ISBN-13 (print): 979-8-9878348-6-2
ISBN-13 (ebook): 979-8-9878348-7-9

Livre imprimé aux Etats-Unis d'Amérique

Ce livre est dédié à mon père, Louis Floccia, un ingénieur très brillant et curieux, ayant acquis toute sa vie durant des connaissances approfondies en sciences, histoire et littérature. Il me décrivait son incompréhension progressive du monde comme « avoir de la buée sur ses lunettes sans pouvoir se souvenir de l'enlever ».

A ma mère, Claudy Floccia, une infirmière et l'une des personnes les plus gentilles du monde, qui a su dévouer sa vie à s'occuper d'autrui.

REMERCIEMENTS

Lorsque mon père a reçu son diagnostic de la maladie d'Alzheimer, je n'ai tout d'abord pas compris sa signification pour lui et pour nous tous. A l'époque, ma mère était encore avec nous, bien qu'étant très malade. Alors que la maladie de mon père progressait, je me sentais souvent épuisée émotionnellement. Je réalisais bientôt que mes sœurs et moi avions un rôle très important à jouer dans le dernier chapitre de sa vie.

Je suis très reconnaissante à toutes les personnes qui m'ont aidée pendant ces années si difficiles. Je pense, en particulier, à Éric, mon mari, à Claire, Paul, Nathalie et Adrien mes quatre enfants qui ont toujours été présents pour moi; à nos aidantes familiales très professionnelles, Latife Gorgulu, Filippa Fragale, Denise Valla, et Nicole Caru qui, à tour de rôle, ont résidé avec mon père dans sa maison en France, lui apportant confort, soutien et sécurité nécessaires; à toutes les personnes de mon groupe de soutien mensuel du Groupe de l'Association Alzheimer qui étaient là pour écouter et partager leurs expériences personnelles; et enfin, à Caroline et Marie, mes deux sœurs avec qui j'ai pu partager la complexité de la logistique des soins prodigués à notre père ainsi que notre amour profond les unes pour les autres durant ce parcours.

A PROPOS DE LA MALADIE D'ALZHEIMER

La maladie d'Alzheimer, la forme la plus courante des maladies neurodégénératives, est une maladie progressive causant la perte de la mémoire, compromettant la réflexion et le jugement, et entrainant la mort du patient généralement dans les six à douze années après son diagnostic initial.

Cette maladie pose, aujourd'hui, trois défis principaux :

Premièrement, il n'existe pas, à l'heure actuelle, de traitement qui permette de guérir la maladie ou d'en modifier l'évolution. De multiples nouveaux traitements sont actuellement testés à différents stades d'essais cliniques. Selon le rapport Alzheimer Mondial de 2022, « Ce sont les soins qui peuvent combler ce vide et donner de l'espoir ».

Deuxièmement, la maladie est très éprouvante tant pour les aidants que pour les familles, lesquelles ont souvent ce double rôle. Comparé à d'autres maladies, deux fois plus d'aidants de personne atteinte d'Alzheimer ont des difficultés émotionnelles, financières et physiques. Les familles encourent soixante-dix pour cent des coûts des soins durant la vie de leur proche ayant cette maladie. Ce fardeau peut être écrasant.

 Le troisième défi se pose au niveau de l'augmentation de la population malade de l'Alzheimer ou de maladies apparentées, et de la montée des coûts associés aux soins. En 2022, on a estimé que 44 millions de personnes étaient atteintes dans le monde dont 6.5 millions d'Américains et 1.2 millions de Français. Ce nombre devrait plus que tripler d'ici 2050 pour atteindre 139 millions de personnes dans le monde, dont 12.7 millions de personnes aux USA et 1.8 millions de personnes en France. Les coûts des maladies neurodégénératives sont astronomiques. En 2022, les coûts étaient de 321 milliards de dollars aux Etats-Unis. A moins qu'un traitement soit développé pour ralentir, voire arrêter ou prévenir la maladie, il est estimé qu'Alzheimer coûtera près de mille milliards de dollars en 2050.

Pour faire face à cette crise, les communautés et gouvernements doivent dédier et déployer des ressources à grande échelle. Et en attendant de découvrir le médicament miracle, des solutions sont nécessaires pour mettre en place une approche intégrée de traitements, de soins et de soutien à la population Alzheimer et autres maladies apparentées.

Ces solutions demandent:

- Un accès équitable à l'information, à l'éducation, aux ressources et aux soins pour toutes les personnes atteintes de maladies neurodégénératives, où qu'elles vivent;

- Une force de travail bien équipée et formée avec un accès au développement continu des meilleures pratiques et opportunités afin de perfectionner les compétences nécessaires;

- De gros investissements dans de nouveaux établissements mieux adaptés aux patients résidents tels que ceux des modèles du Village de l'Alzheimer de Dax, en France et de Hogeweyk, en Hollande. Ces environnements rendent les adversités de la maladie mieux gérables et mieux vécues, par les patients et leurs familles.

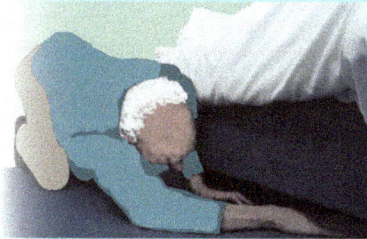

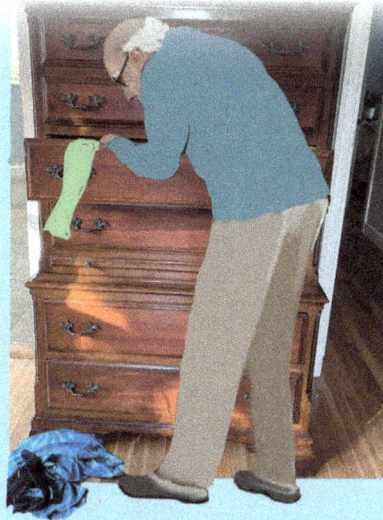

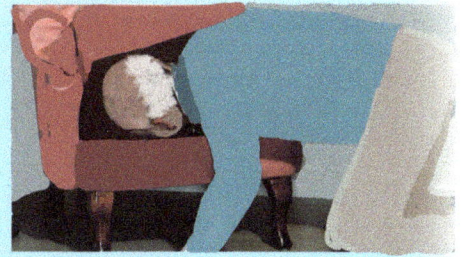

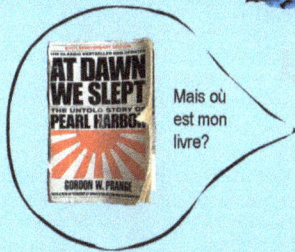

Mais où est mon livre?

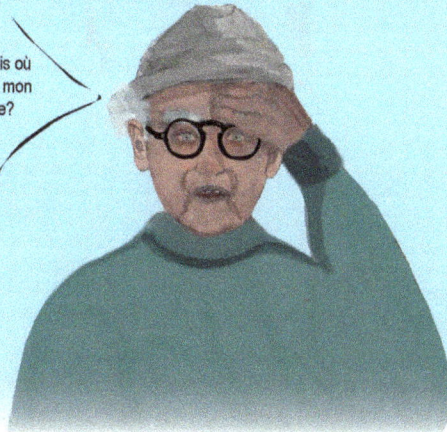

Tout débuta quand grand-père Norman commença à égarer son livre favori dix fois par jour. En fait, il semblait toujours à la recherche de quelque chose: de ses lunettes de lecture, des clefs de la maison, et même de sa montre.

Tout d'abord, maman ne fut pas inquiète. Elle me dit que grand-père vieillissait et que perdre sa mémoire à court terme faisait partie du grand âge.

Vendredi il oublia de fermer le poêle

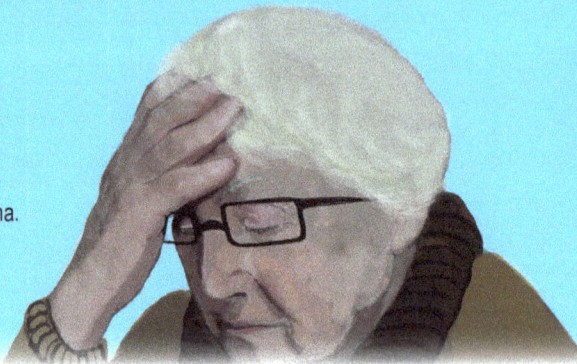

Jeudi il oublia de fermer la cage du canari.

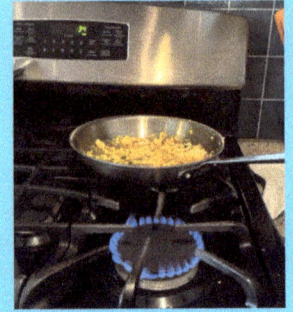

Mercredi il laissa le robinet du lavabo couler.

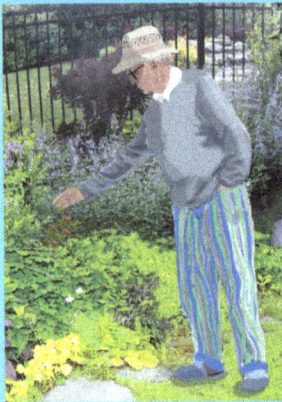

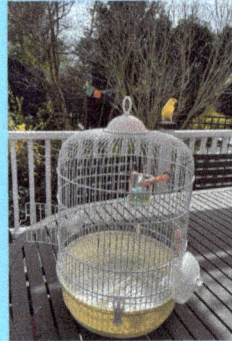

Mardi il sortit avec son panlalon de pyjama.

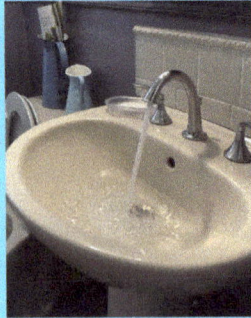

Cependant les oublis de grand-père étaient devenus de plus en plus évidents. Un jour, il oublia de s'habiller correctement. Puis, il laissa le robinet du lavabo couler et la cage du canari ouverte. Le plus inquiétant fut quand il oublia de fermer le poêle. Grand-mère Clarisse était dépassée et très inquiète pour elle-même et Norman.

La vie de grand-père et grand-mère était devenue de plus en plus compliquée. Norman ne se souvenait plus de ce qu'il devait faire pour aider aux tâches quotidiennes.

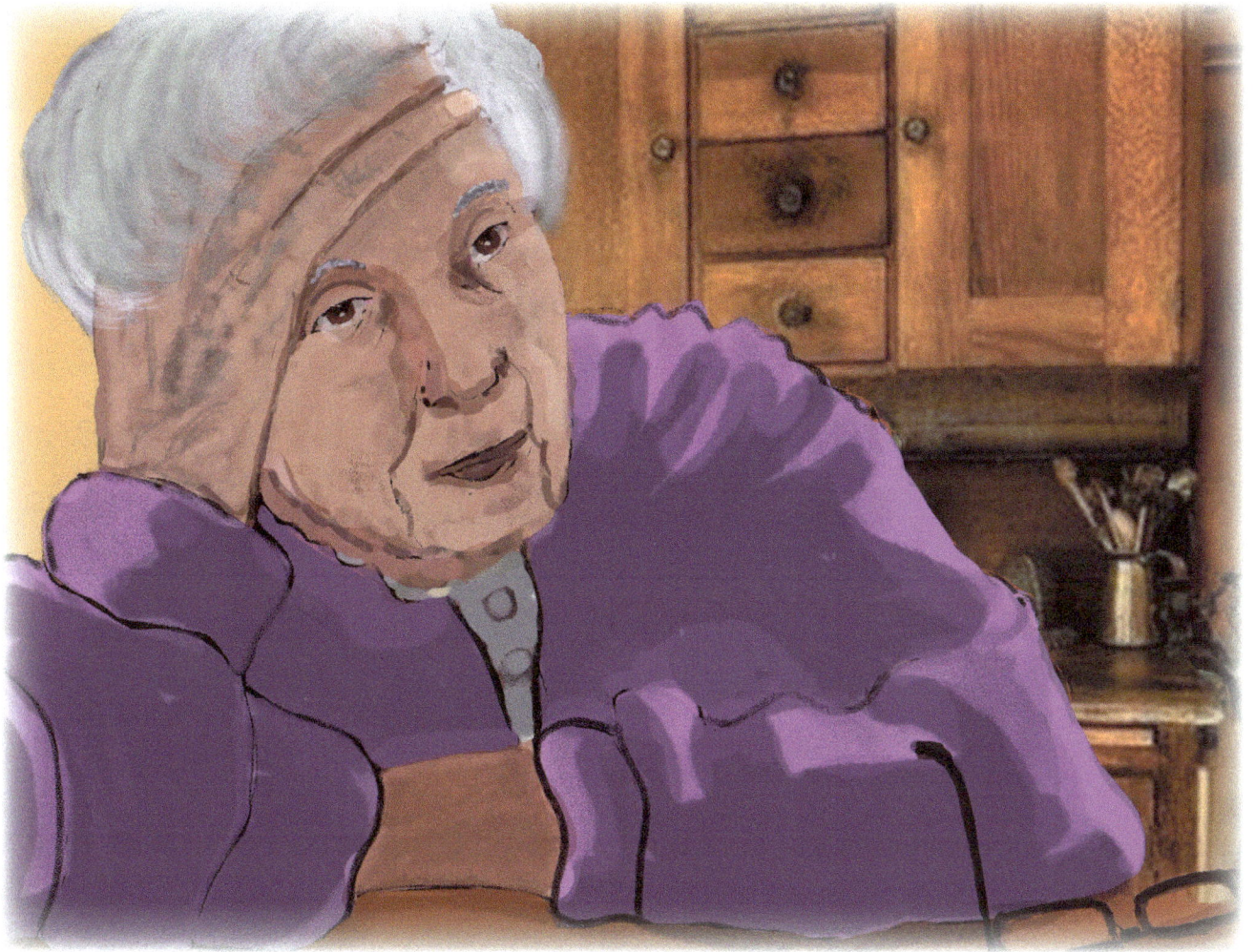

Grand-mère Clarisse était de plus en plus frustrée,
découragée et épuisée.

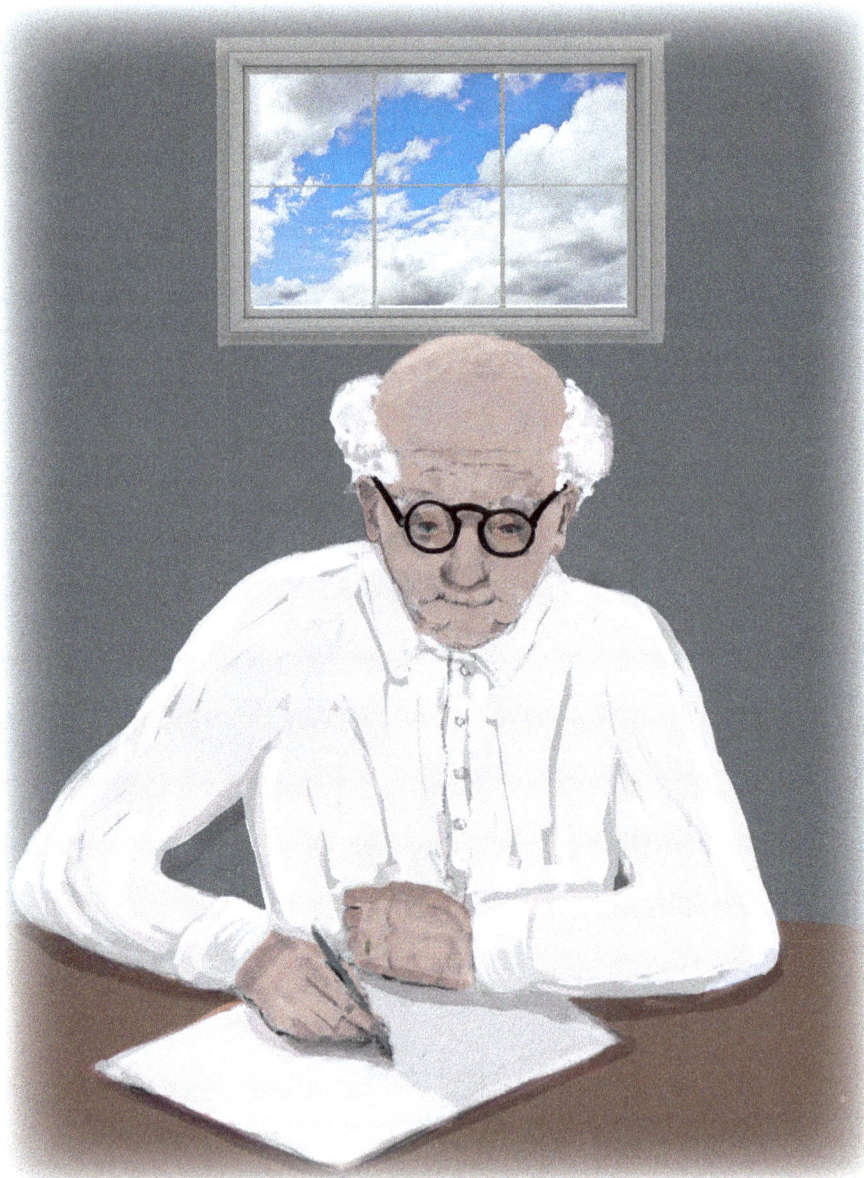

C'est pourquoi maman décida d'emmener mon grand-père consulter un **neurologue**. Le docteur envoya grand-père faire des tests médicaux. Tout d'abord, il dut passer des **tests cognitifs** pour déterminer s'il pouvait encore résoudre des problèmes simples comme ceux de savoir le jour, le mois et l'année.

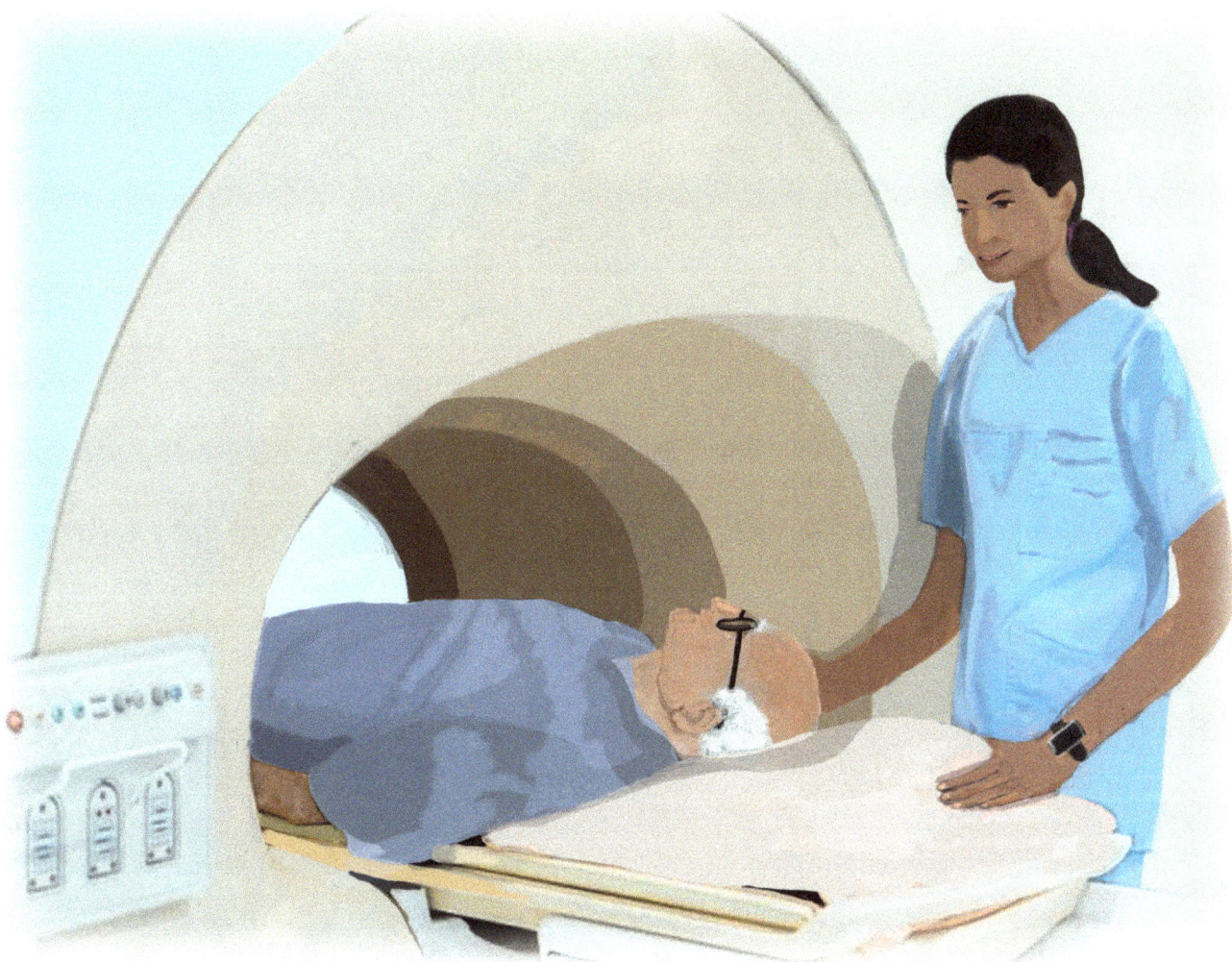

Ensuite il dut passer une **IRM** pour faire des photos de son cerveau.

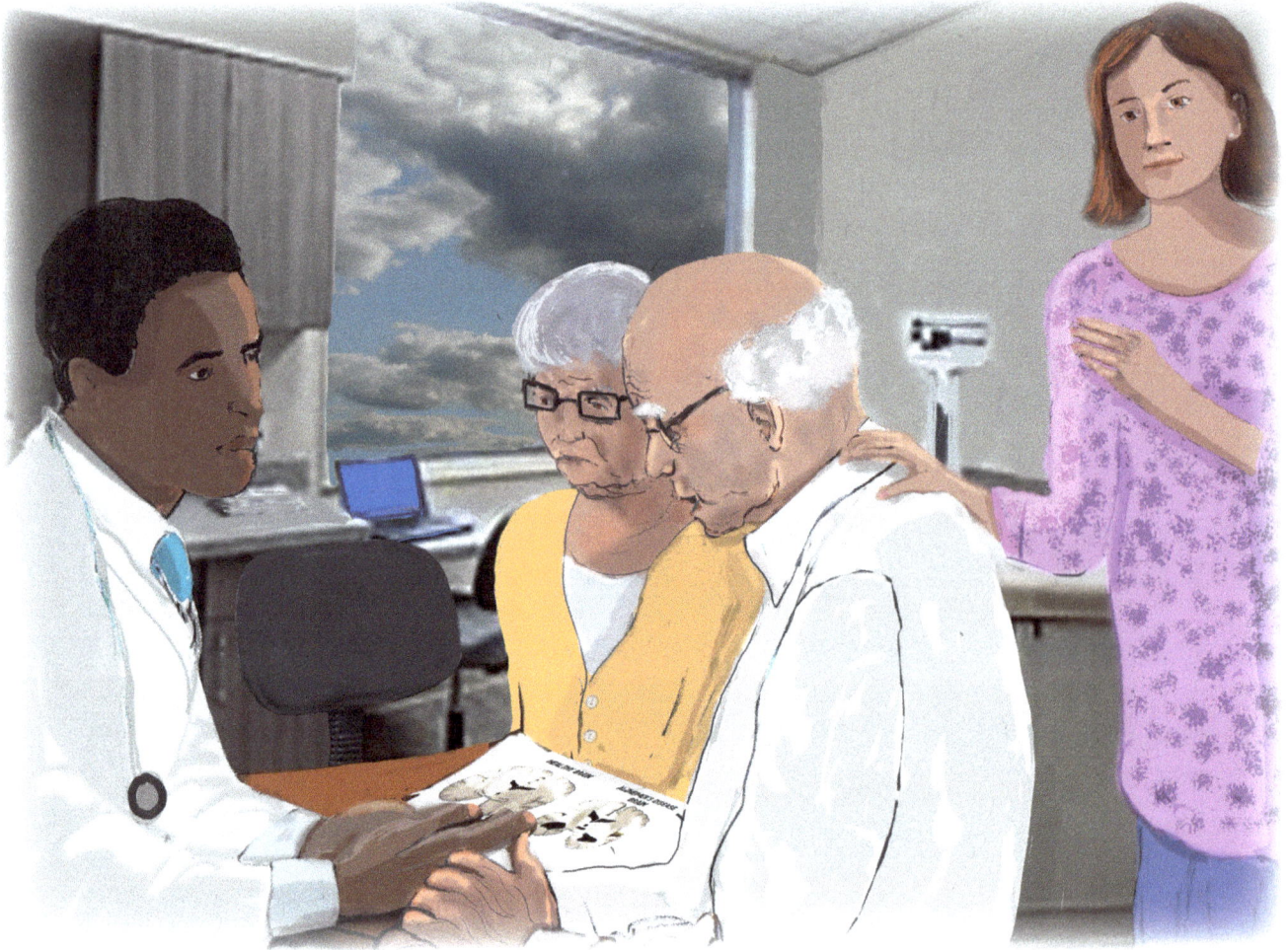

Lors de la visite de suivi, le docteur dit à maman que grand-père Norman avait la maladie d'**Alzheimer** (prononcée « alze ail meur »), qui est aussi la forme la plus courante **des maladies neurodégénératives**.

Ma famille et moi-même étions tous très tristes d'apprendre que c'était l'Alzheimer, qui est une **maladie incurable**. Plus de recherches devront avoir lieu avant qu'il y ait un traitement. Maman était également inquiète pour le futur de grand-mère et grand-père lorsque ce dernier serait de plus en plus malade et **dépendant**.

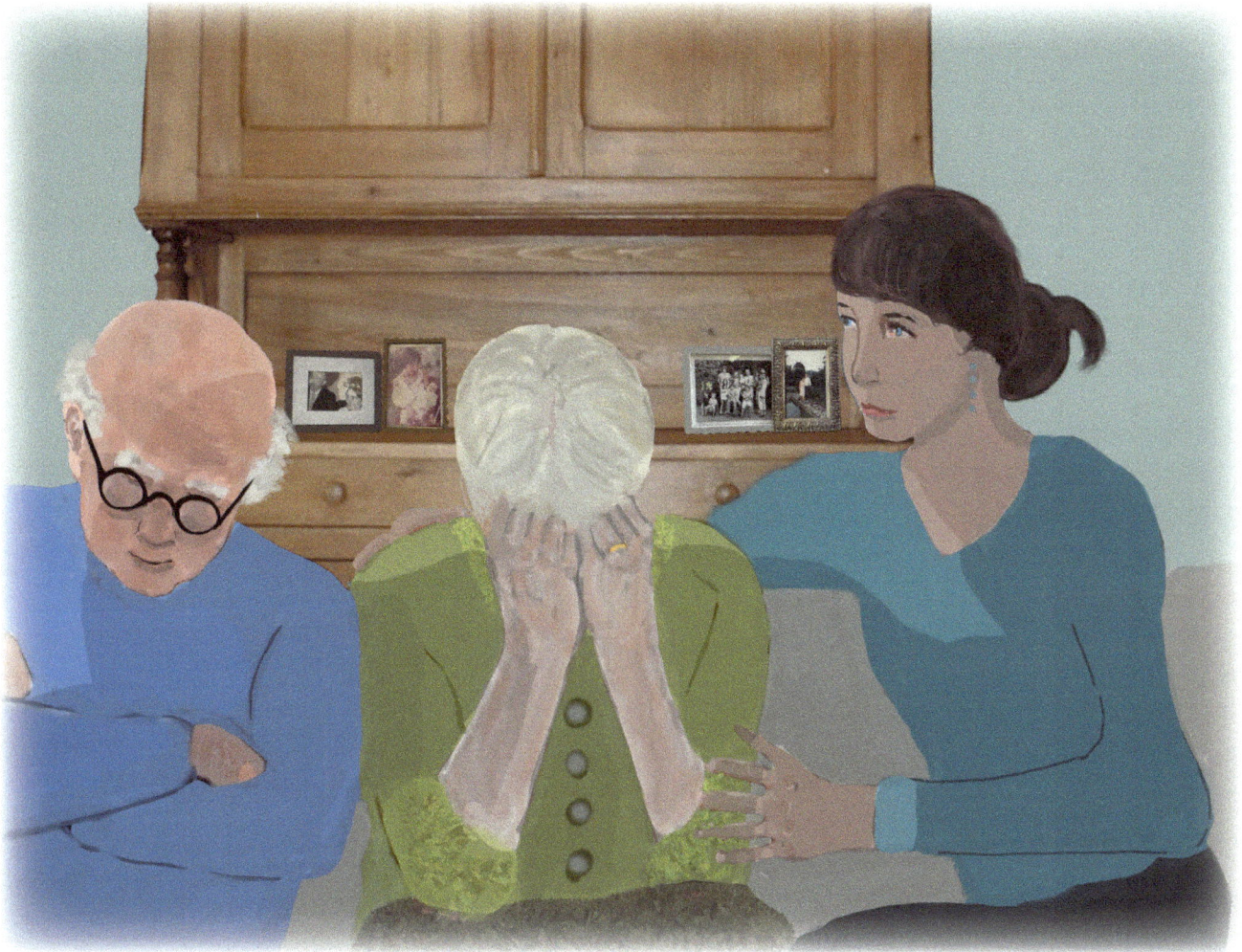

Pour le moment, grand-père et grand-mère vivent encore dans leur maison. Maman a recruté une **aidante professionnelle** pour seconder grand-père dans ses tâches et activités journalières. Elle s'appelle Maddy et elle va lui apporter beaucoup de soutien et de réconfort en améliorant ainsi leur vie quotidienne.

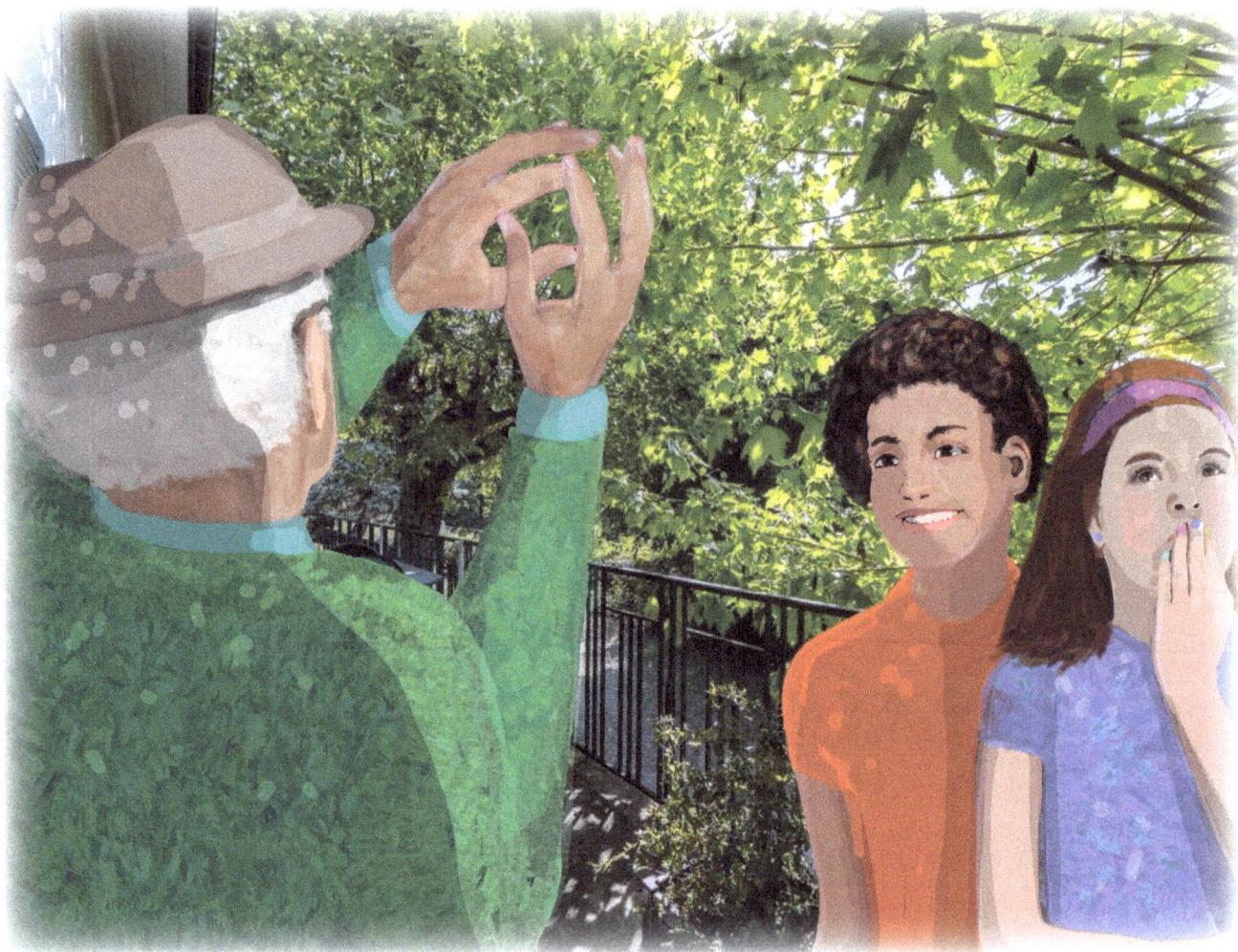

J'ai remarqué que grand-père perdait de plus en plus ses capacités à se souvenir des choses de tous les jours, comme ce qu'il avait mangé à son petit déjeuner, et où il avait laissé sa canne. Il continue à apprécier mes visites mais répète très souvent ses questions. Ceci peut être ennuyeux mais aussi embarrassant, en particulier quand je suis avec un ami qui ne connait pas la maladie d'Alzheimer.

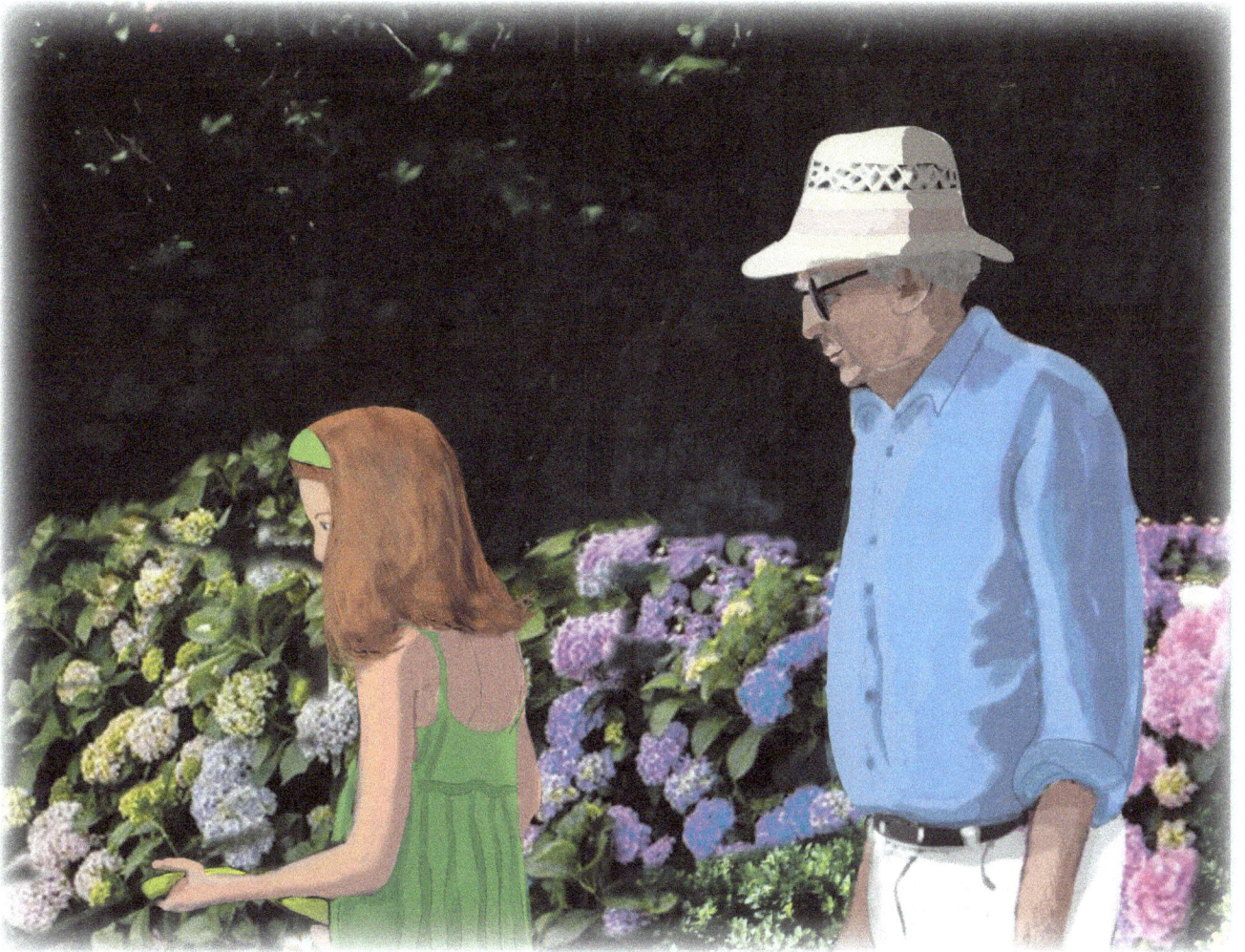

Grand-père aime toujours faire des activités avec moi. Il apprécie particulièrement faire des choses que l'on avait l'habitude de faire ensemble avant, comme arroser le jardin.

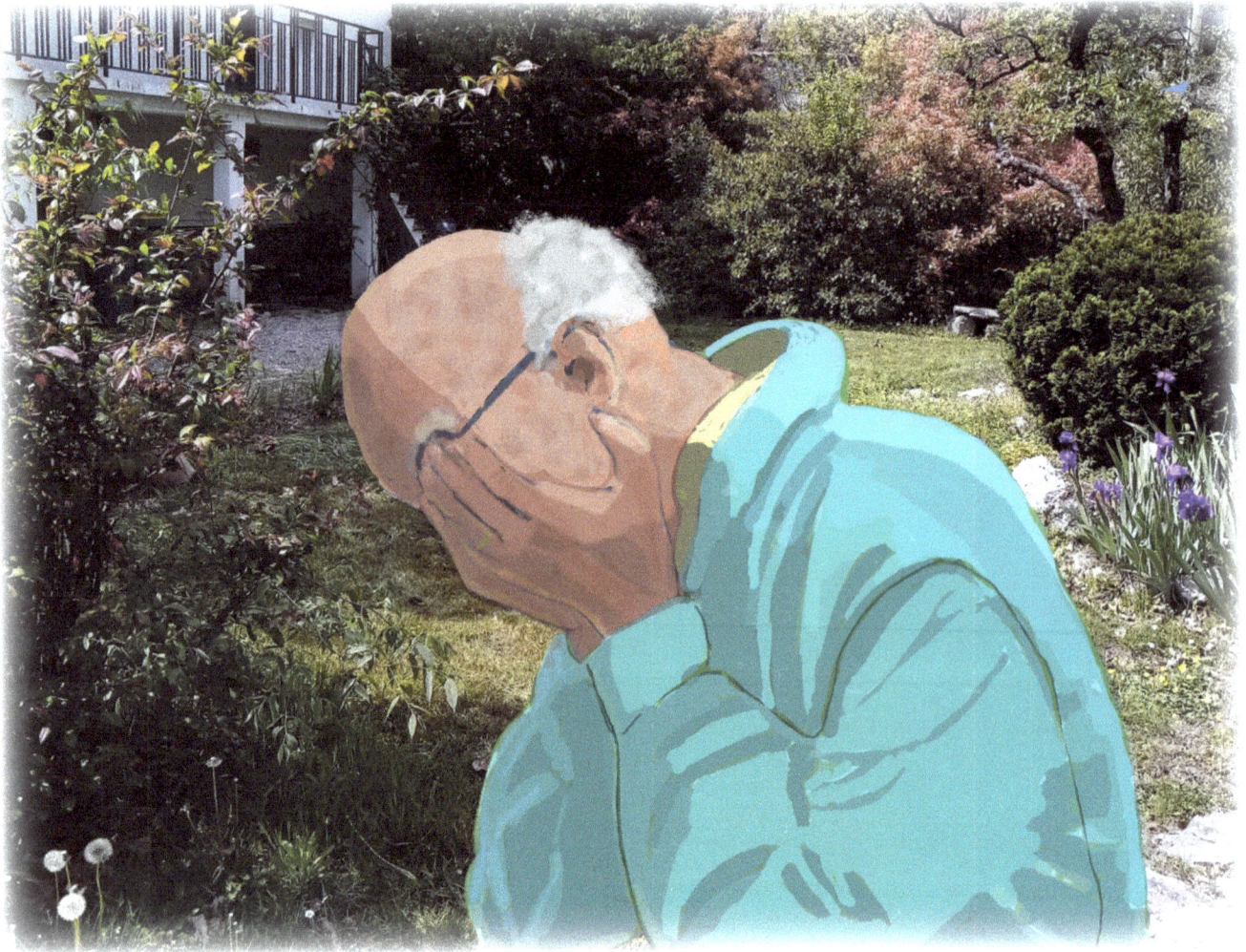

Parfois grand-père Norman est très triste. Maman dit qu'il est frustré et confus. Il y a des choses qu'il ne peut plus faire, comme du vélo ou conduire sa voiture.

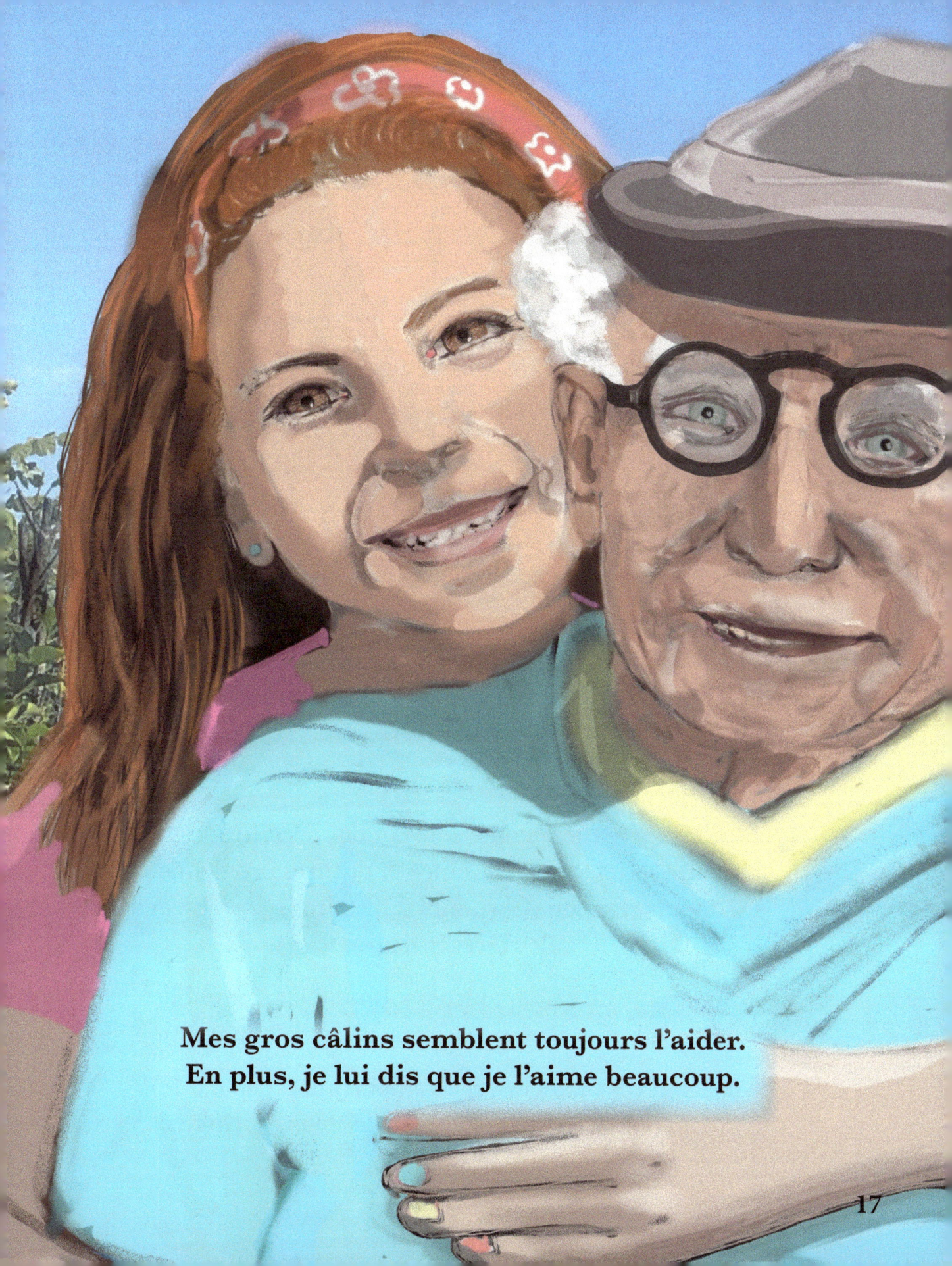

Mes gros câlins semblent toujours l'aider.
En plus, je lui dis que je l'aime beaucoup.

"Quand j'étais plus jeune, j'ai fait l'ascension de l'Everest très souvent!"

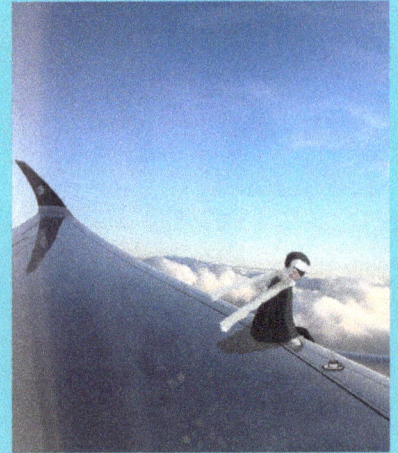

"Quand je voyageais autour du monde pour mon travail, je prenais souvent mon café sur l'aile de l'avion. Il faisait si froid!!!"

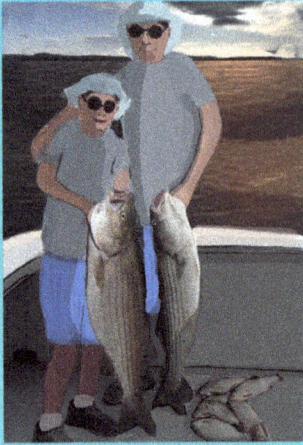

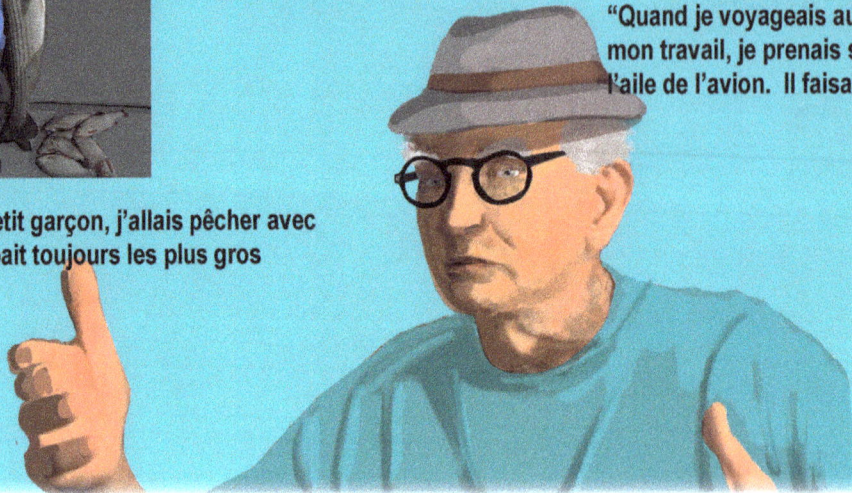

"Quand j'étais petit garçon, j'allais pêcher avec papa et on attrapait toujours les plus gros poissons!"

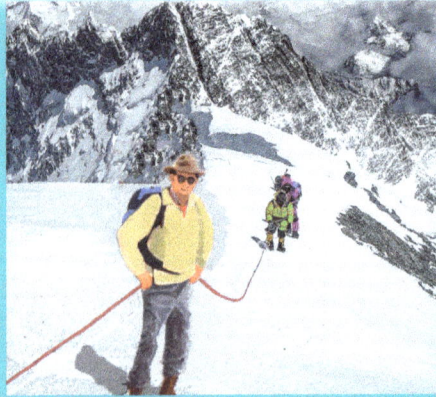

Grand-père me raconte souvent des tas d'histoires. Certaines sont sur son enfance et d'autres proviennent de son imagination. Certaines d'histoires ressemblent à des rêves bizarres.

Maman me dit qu'un jour il va probablement oublier qui je suis. Ou il va penser que je suis ma maman.

Durant ces moments, il est important de ne pas le **contredire** car ceci le rendrait plus **confus**.

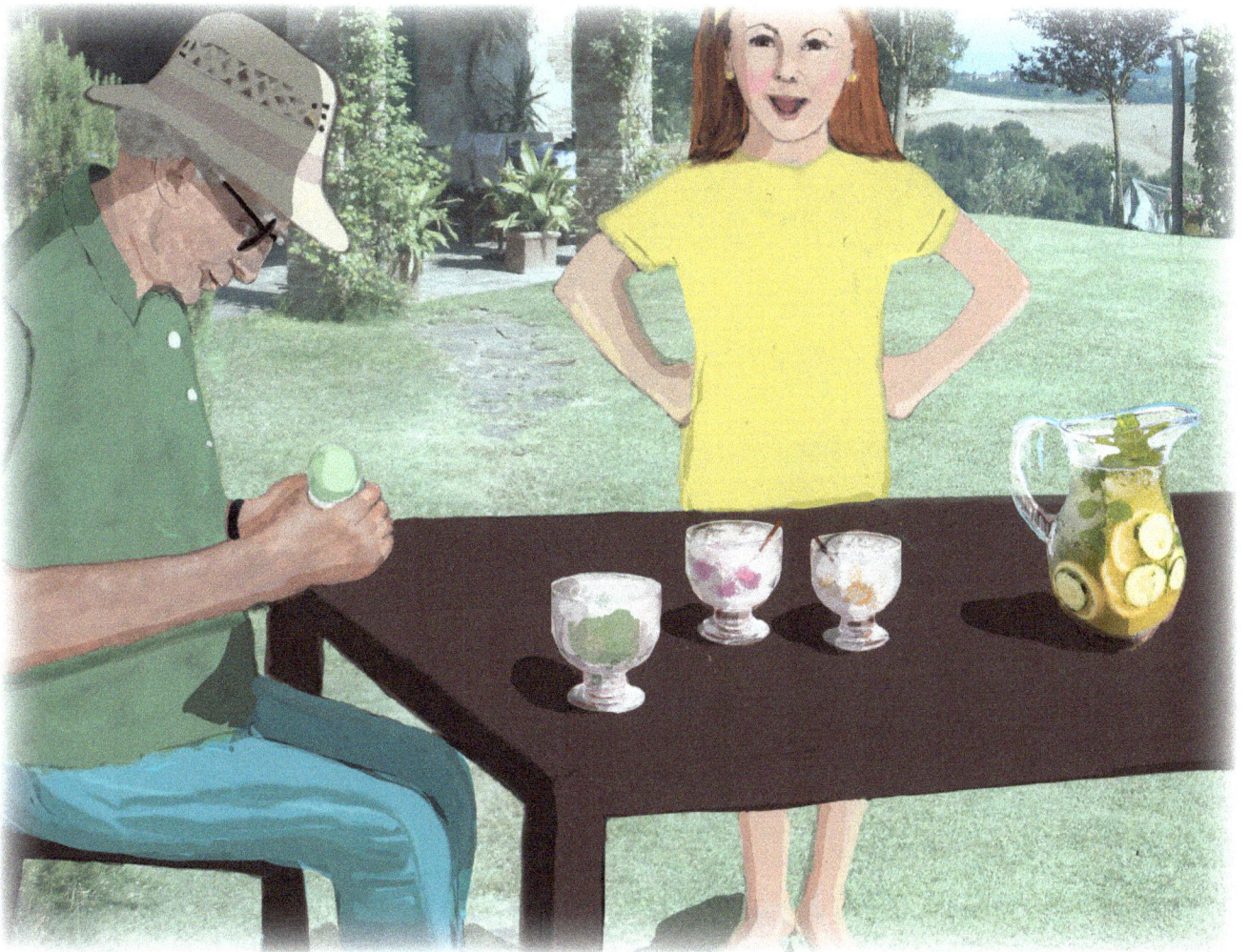

Parfois j'ai l'impression d'être la grande personne chargée de prendre les bonnes décisions. Je me souviens du jour où il a mangé quatre glaces. J'ai dû le gronder. Il a eu un gros mal au ventre après !

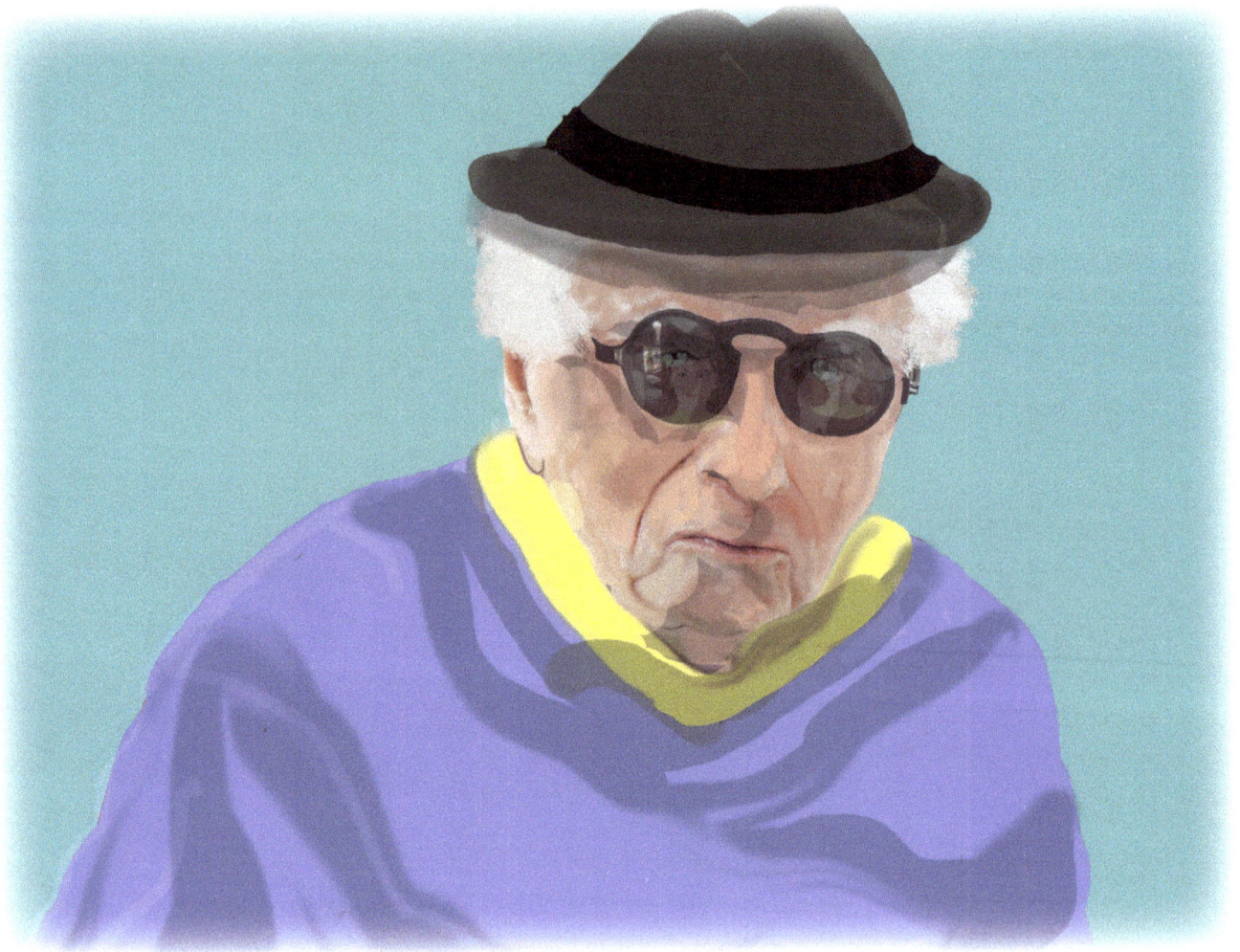

Les humeurs de grand-père peuvent changer très vite.
Il peut soudain se sentir irrité ou en colère. Durant ces
moments difficiles, maman dit que je peux l'aider en
lui souriant, lui tenant la main et, en lui parlant d'une
voix très calme pour lui rappeler qu'il est entouré de
personnes qui l'aiment.

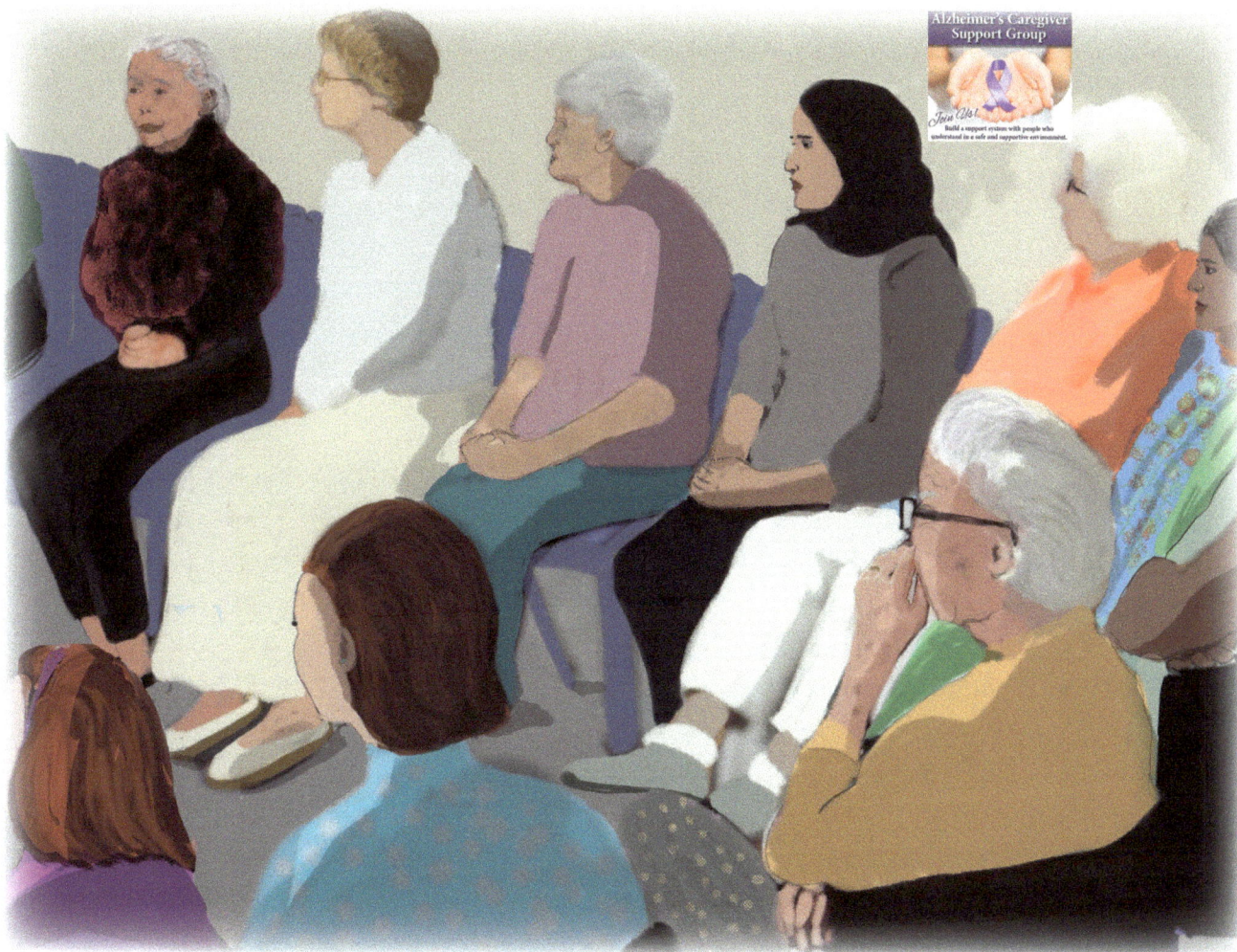

Ces changements dans mon grand-père peuvent être très difficiles pour moi. Parfois je me sens frustrée ou même en colère ou triste. Maman m'emmène avec grand-mère Clarisse à son **groupe de soutien**. C'est un endroit spécial où chacun peut partager son histoire et son **ressenti** avec d'autres personnes qui ont un proche avec la maladie d'Alzheimer.

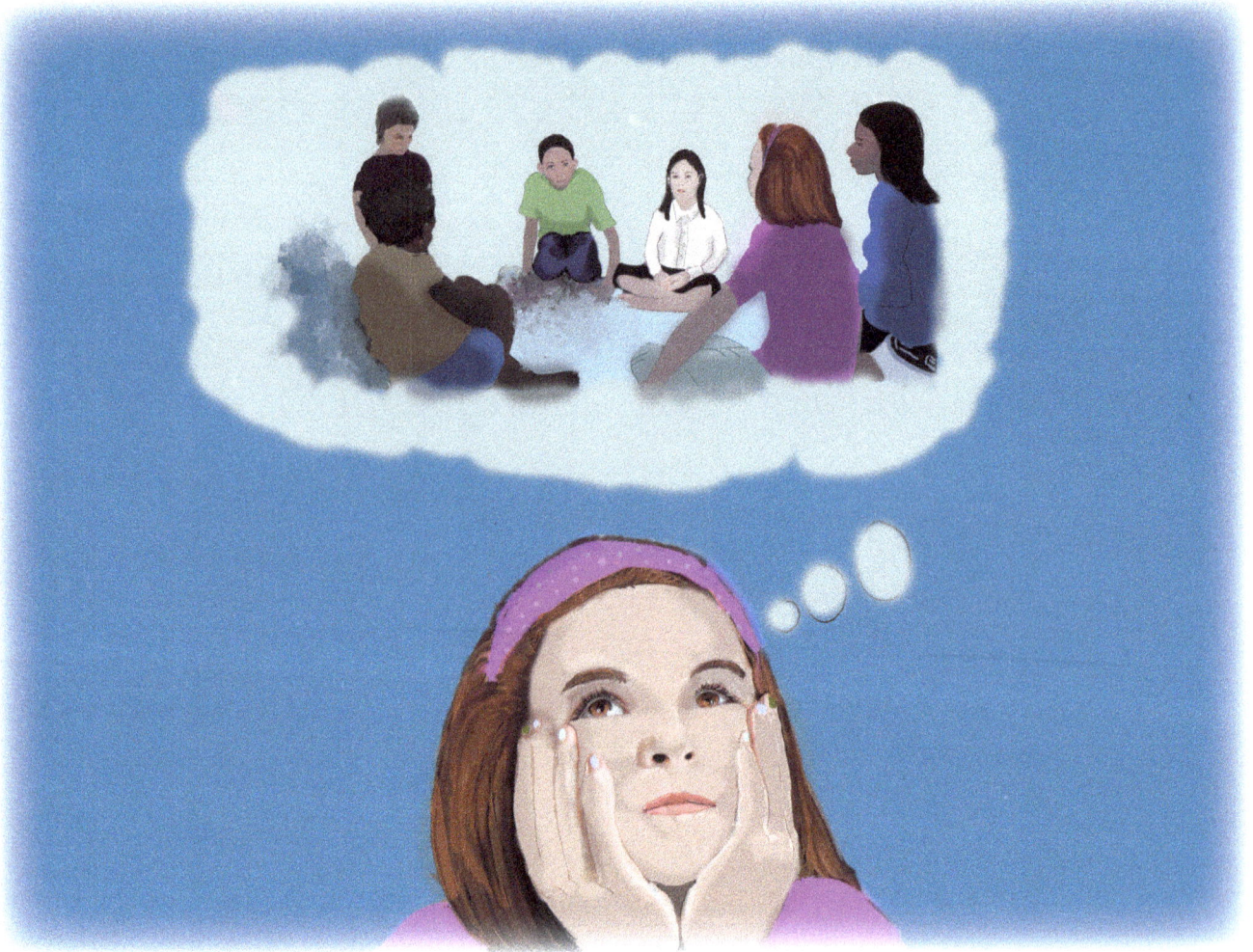

Un jour je vais commencer mon propre groupe de soutien avec des enfants de mon âge.

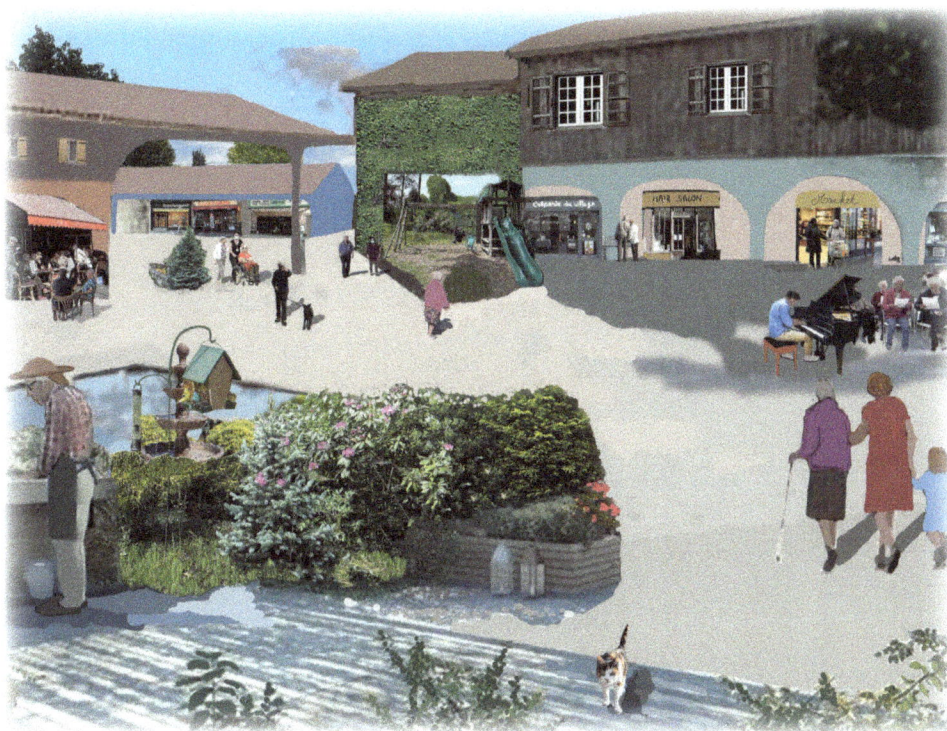

Maman m'a dit que lorsque grand-père sera encore plus malade et grand-mère plus âgée, ils auront besoin de plus d'aide. Il est fort possible que rester à la maison soit trop dur à gérer, surtout si grand-père Norman commence à **errer** durant la nuit. Il pourrait se perdre ou se faire mal.

Quand ce temps viendra, mes parents auront une réunion de famille pour prendre une **décision collective** et choisir le lieu de vie le meilleur possible pour lui. Ma mère ira visiter beaucoup d'établissements différents et s'assurera qu'il y ait assez de personnel et d'activités pour bien s'occuper de grand-père. Maman m'a parlé **d'un Village Alzheimer** qui est une petite ville où chacun est impliqué dans la communauté, dans des tâches et des activités journalières. Mes parents feront en sorte qu'il soit entre de bonnes mains. Et moi j'irai le voir très souvent.

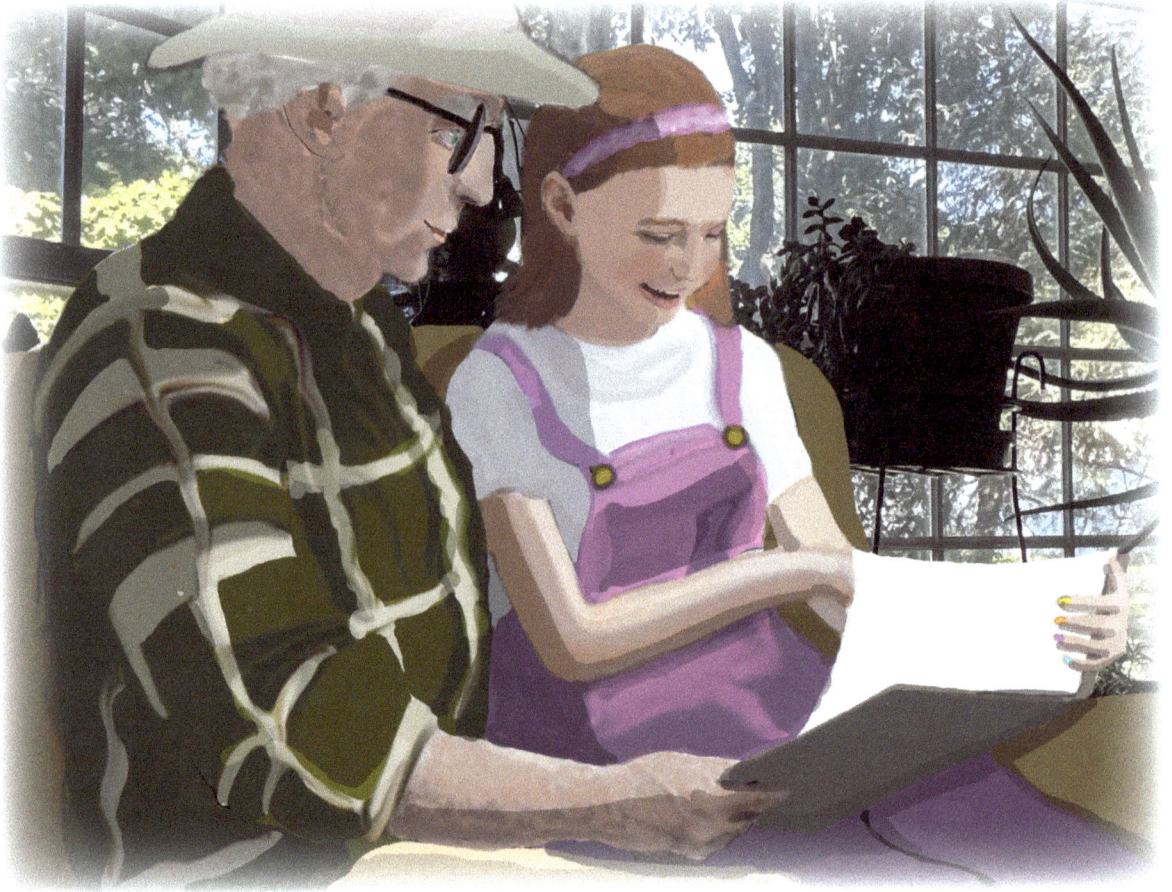

Pour le moment, grand-père Norman est encore capable de profiter de sa vie dans sa maison avec grand-mère Clarisse. C'est toujours une bonne idée de l'aider à faire des choses qu'il peut encore faire et qu'il apprécie. Par exemple, j'aime lire un de ses livres favoris avec lui.

Maman m'a dit que l'amour que grand-père a pour moi n'a pas changé et ne changera jamais, même si les choses deviennent plus difficiles. Je serai toujours importante pour lui. C'est pourquoi je vais continuer à le soutenir en faisant des activités simples et familières. Ceci devrait l'aider à rester dans le présent avec moi.

ACTIVITÉS

Voici six activités à faire avec ton grand-père ou ta grand-mère atteint de la maladie d'Alzheimer:

1. Aller se promener dehors.

2. Lire son livre favori.

3. Regarder un vieil album photos ensemble.

4. Jouer à un jeu comme celui de Loto, Triominos, ou Trouble.

5. Ecouter de la musique douce (en particulier de la musique du temps de leur jeunesse).

6. Manger une glace ou un autre dessert préféré ensemble.

GLOSSAIRE

Le neurologue est un docteur qui étudie le système nerveux. Les neurologues aident les patients qui souffrent de crises d'épilepsie, de maux de tête aigus, ou ont des difficultés pour bouger leurs bras ou jambes, ainsi que d'autres problèmes comme l'Alzheimer.

La consultation est une visite avec un expert tel qu'un médecin, pour avoir un avis médical.

Les tests cognitifs sont des tests courts et rapides pour tester le bon fonctionnement de notre cerveau. Ces tests ne font pas le diagnostic de maladies spécifiques. Par contre, ils aident à identifier des problèmes cognitifs et le besoin de faire des tests plus approfondis.

La cognition est une action mentale ou un ensemble des processus mentaux qui se rapportent à la connaissance et la compréhension à travers la pensée, l'expérience et les sens.

L'**IRM** veut dire Imagerie par Résonance Magnétique. C'est une méthode de visualisation qui prend des photos de notre anatomie. Elle est souvent utile pour détecter des maladies, donner un diagnostic et suivre un traitement.

La maladie d'Alzheimer est une maladie complexe du cerveau qui entraîne un dysfonctionnement des connexions entre les neurones. Les personnes atteintes de la maladie ont de plus en plus de mal à se souvenir des choses tels que les noms et les conversations. Alors que la maladie progresse, elle cause d'autres problèmes tels que la confusion, la désorientation, la difficulté à parler, à avaler et à marcher.

La maladie d'Alzheimer tient son nom du psychiatre et neurologue allemand Aloïs Alzheimer (1864-1915) qui, en 1906, associa les symptômes (déclin progressif des fonctions cognitives) à des lésions cérébrales spécifiques, les plaques amyloïdes et les dégénérescences neurofibrillaires, grâce à l'étude du cerveau d'Augusta Deles, une patiente décédée.

Une maladie neurodégénérative n'est pas une maladie spécifique mais un syndrome dans lequel on observe une dégradation de la mémoire, du raisonnement, du comportement et l'aptitude à réaliser les activités quotidiennes. La maladie d'Alzheimer est la forme la plus courante des maladies neurodégénératives. Les personnes affectées par ces maladies perdent progressivement leur autonomie en devenant dépendantes d'autrui.

Une maladie incurable est une maladie non guérissable.

Dépendant/e se dit d'une personne âgée qui a besoin d'aide pour réaliser les actes de la vie quotidienne.

Un/e aidant/e professionnel/le (ou auxiliaire de vie) est une personne qui se met au service d'une autre pour l'aider en raison de son handicap ou de sa maladie. Dans le domaine des soins aux personnes âgées, un/e aidant/e s'occupe d'une personne dépendante dans le cadre de sa maison.

Contredire veut dire contester la vérité d'une affirmation en disant l'opposé.

Confus se dit d'une personne qui a du mal à penser clairement.

Un groupe de soutien est un rassemblement de personnes qui partagent des expériences ou soucis communs dans le but de donner à chacun des encouragements, du confort et des avis. Dans ce livre, il s'agit d'un groupe de soutien pour les familles et aidants de personnes atteintes de la maladie d'Alzheimer.

Ressenti est une impression liée à la manière dont on perçoit quelque chose.

Errer est marcher sans but.

Une décision collective est un acte de décision de groupe.

Un village Alzheimer est une communauté dédiée à la création d'un environnement sûr et bien géré pour s'occuper de personnes ayant cette maladie. Dans un village, chaque patient vit dans une petite maison avec d'autres résidents ainsi qu'une personne responsable de leur bien-être. Ils sont tous invités à participer aux activités quotidiennes telles que faire des courses, cuisiner et effectuer les tâches de la maison. Chacun peut se promener librement dans cet espace très ouvert et familier. L'objectif est de donner à chacun un but, afin de mener une vie ayant un sens, dans un environnement sûr, solidaire et vivant.

Lettre aux aidants/es

J'ai commencé à écrire ce livre alors que mon père se battait encore avec la maladie d'Alzheimer, jusqu'à la fin de sa vie, le 29 décembre 2021.

Durant les cinq années précédentes, mes sœurs et moi avions fait équipe pour nous occuper de lui, après le décès de maman, en décembre 2016. Lors des quatre dernières années de sa vie, mon père vivait toujours dans sa maison, entouré d'une équipe d'aidantes formidables qui se sont occupées de lui à tour de rôle. Alors que la maladie progressait et que papa commençait à errer dans sa maison pendant la nuit, nous avons pris la décision de le mettre dans un établissement spécialisé, pensant qu'il y serait plus en sécurité et moins seul. Ceci s'est révélé être notre grosse erreur: l'établissement était en déficience grave de personnel et n'a pu aider mon père à survivre plus de deux mois après son entrée.

En pensant à mon père, à ses soins et à ma façon de gérer sa maladie, je voudrais vous faire part de certains de mes acquis:

- C'est une une maladie qui affecte la dégénérescence progressive des fonctions du cerveau. Il y a différents stades de la maladie durant lesquels il faut s'attendre à certains symptômes. Pour mon père, cela a été un long déclin où il a commencé par perdre ses objets chers, puis par être perdu dans le temps, à avoir des sautes d'humeur dramatiques et, à la fin, par devenir incontinent et à perdre sa conscience visuelle. Je vous invite à consulter mes références bibliographiques et toutes autres sources d'informations pour approfondir vos connaissances sur la maladie et sa progression.

- C'est une maladie dégénérative pour le patient. Par conséquent, vous allez devoir jouer plusieurs rôles très importants en devenant :

  - Un protecteur pour votre être cher. Vous allez être la personne qui communique avec les médecins et les aidants professionnels.

  - Un guide pour vos enfants ainsi que la famille et les amis pour les aider à comprendre et aider la personne malade.

  - Un accompagnateur à la décision pour améliorer sa vie (voir dernier paragraphe).

- Il est très important que vous vous occupiez de vous-même. Tous vos ressentis sont légitimes et les pertes que cette maladie engendre chez votre parent sont immenses. Vous allez avoir besoin de temps libre pour vous recharger. Je vous invite fortement à rejoindre un groupe de soutien pour aidants/es ainsi que d'avoir un thérapeute personnel.

- Lorsque la maladie aura bien progressé, il y aura un moment où ce sera trop dur de garder votre parent dans sa maison. Je vous invite fortement à visiter vous-même plusieurs établissements. Lorsque vous en aurez sélectionné un certain nombre, retournez-y plus particulièrement le matin, pour être sûr/e qu'il y a assez de personnel pour faire face aux besoins des patients. A ce stade de sa vie, votre parent aura perdu toute capacité à se défendre et donc sera très vulnérable.

Il y aura encore de beaux moments d'interaction avec votre parent, de manière inattendue. J'ai dû changer mes propres attentes vis-à-vis de mon père pour pouvoir me réjouir de ce qu'il pouvait encore faire. Au début, j'entreprenais avec lui des projets de réparation dans la maison. Plus tard, j'allais marcher avec lui, en le laissant répéter incessamment les mêmes questions. A la fin, je lui tenais la main avec ma tête posée sur son épaule.

RÉFÉRENCES

"10 Early Signs and Symptoms of Alzheimer's." Accessed January 11, 2023. http://www.Alz.org/10signs.

Alzheimer's: New Hope For a Cure. Centennial Science, 2021

"World Alzheimer Report 2022" Alzheimer's Disease International. Accessed September 2022. https://www.alzint.org/resource/world-alzheimer-report-2022/.

Boss, Pauline. *Ambiguous Loss: Learning to Live with Unresolved Grief*. Cambridge: Harvard University Press, 1999.

Castanet, Victor. *Les Fossoyeurs*. Paris: Fayard, 2022.

Floccia, Marie. *Hypnose en pratiques gériatriques*. Paris: Dunod, 2018.

Gerrard, Nicci. *The Last Ocean: A Journey through Memory and Forgetting*. New York: Penguin Press, 2019.

Gitlin, Laura N., and Catherine Verrier Piersol. *A Caregiver's Guide to Dementia: Using Activities and Other Strategies to Prevent, Reduce, and Manage Behavioral Symptoms*. Philadelphia: Camino Books, Inc., 2014.

Karlawish, Jason. *The Problem of Alzheimer's: How Science, Cutlture, and Politics Turned a Rare Disease into a Crisis and What We Can Do About It*. New York: St. Martin's Press, 2021.

Levy, Judith A. *Activities to Do with Your Parent Who Has Alzheimer's Dementia*. North Charleston, S.C.: Createspace, 2014.

McCormick, Susan. *Granny Can't Remember Me*. Carroll Press, 2014.

Newmark, Amy, and Angela Timashenka Geiger. *Chicken Soup for the Soul: Living with Alzheimer's and Other Forms of Dementia: 101 Stories of Caregiving, Coping, and Compassion*. New York: Chicken Soup for the Soul Publishing, LLC, 2014.

Renault, Marion. 2022. "Review of A French Village's Radical Vision of a Good Life with Alzheimer's." *The New Yorker*, Accessed November 23, 2022. https://www.newyorker.com/culture/annals-of-inquiry/a-french-villages-radical-vision-of-a-good-life-with-alzheimers.

Scacco, Linda, and Nicole Wong. *Always My Grandpa: A Story for Children about Alzheimer's Disease*. Washington, D.C.: Magination Press, 2006..

Shriver, Maria, and Sandra Speidel. *What's Happening to Grandpa?* Boston: Little, Brown/Warner Books, 2004.

Tauber Prior, Beatrice, and Mary Ann Drummond. *Grandma and Me*. Naperville: Sourcebooks Explore, 2017.

Welsh, Clare Helen. The Tide. Wilton, CT: Tiger Tales, 2019.

Zelinger, Laurie. *Please Explain Alzheimer's Disease to Me: A Children's Story and Parent Handbook About Dementia*. Ann Harbor, MI: Loving Healing Press, 2021.

Zeller, Florian, dir. 2021. *The Father*.

Time. *The Science of Alzheimer's: What It Is, How It Touches Us, Hope*. August 24, 2018.

INFORMATION RESOURCES

Alzheimer's Association. 24/7 Helpline: 800-272-3900 ext. 711

A PROPOS DE L'AUTEUR

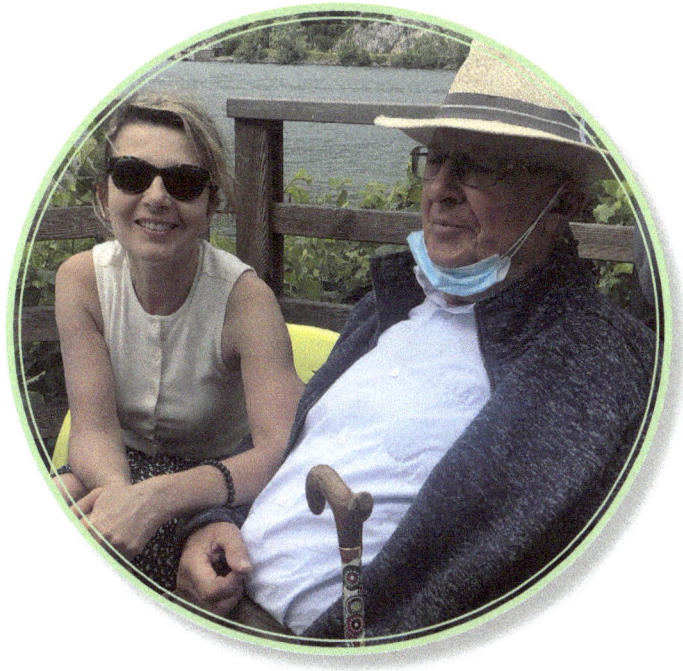

ISABELLE SCHNADIG est une artiste franco-américaine ainsi que l'illustratrice et co-auteur du livre pour enfants intitulé « *Mon petit frère a la maladie de Hirschsprung* ». Elle vit à Concord, dans l'état du Massachussetts, avec son mari et ses enfants. Son expérience de la bataille de son père avec la maladie d'Alzheimer lui a inspiré le désir d'apporter conseils et soutien aux familles dont un être cher souffre de cette maladie si difficile.

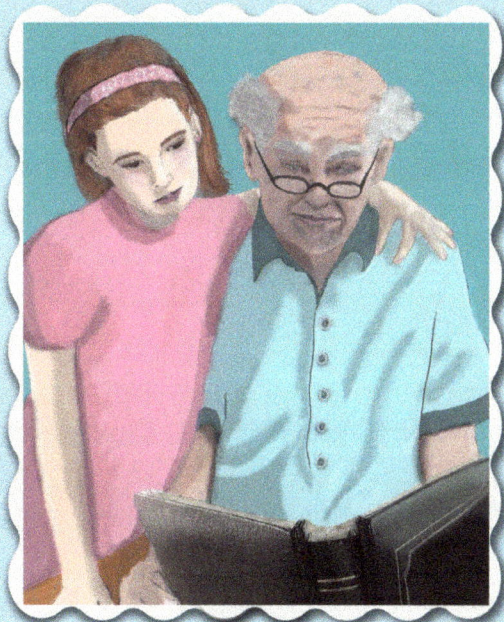

Grand-père a la maladie d'Alzheimer
Isabelle Schnadig

Publication SDP Publishing

Egalement disponible en livre électronique

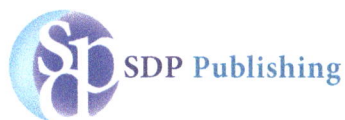
SDP Publishing

www.SDPPublishing.com
Contactez-nous à: info@SDPPublishing.com